Cómo sobrevivir a estos tiempos de pandemia

Leticia L. López

Guía práctica para el público en general.

Los SÍ y NO para estar preparados y en mejores condiciones antes, durante y después de la enfermedad.

Copyright © 2020 Leticia López

Todos los derechos reservados.

www.sentirque.com

Salvo para su uso en reseñas, queda expresamente prohibida la reproducción, distribución o difusión total o parcial de este libro por cualquier medio o procedimiento, ya sea electrónico o mecánico, sin contar con la autorización expresa del titular del copyright.

ISBN: 9798667734512

Diseño de cubierta: Analí Baldenegro

DEDICATORIA

A todos, porque todos estamos en riesgo.

ÍNDICE

PRÓLOGO   7

CAPÍTULO 1

Consideraciones generales   13

CAPÍTULO 2

Antecedentes   17

CAPÍTULO 3

Factores de riesgo para personas sanas y
con alguna enfermedad y por diferentes grupos de edad   21

CAPÍTULO 4

Cómo mejorar nuestro estado de salud actual
para disminuir los factores de riesgo ante el contagio   29

CAPÍTULO 5

Síntomas de la enfermedad   47

CAPÍTULO 6

Formas de propagación del virus   51

CAPÍTULO 7

Las pruebas de diagnóstico y pruebas de anticuerpos   55

CAPÍTULO 8

Medidas de prevención   57

CAPÍTULO 9

Qué hacer en caso de contagio.
Aislamiento del enfermo en casa   63

CAPÍTULO 10

Diferentes tipos de cubrebocas   73

CAPÍTULO 11

Remedios caseros y medicamentos   77

CAPÍTULO 12

Cómo se trata a un fallecido   81

Conclusión   83

Acerca del autor   85

PRÓLOGO

Difícilmente vamos a encontrar a alguien que haya vivido antes una pandemia como la que nos azota en estos tiempos. La enfermedad se ha presentado en casi todo el mundo, de ahí que se hable de una pandemia. Los médicos e investigadores han estado cambiando sus opiniones y tratamientos conforme van apareciendo nuevos síntomas, que desafortunadamente han ido en aumento igual que las complicaciones.

La lectura de esta guía puede ser la diferencia entre la vida y la muerte, por esto **te prometo no utilizar términos médicos, para que a todos les sea fácil de entender, además lo haré con el lenguaje más sencillo para que sirva a gente de diferentes medios sociales y económicos.**

La finalidad de este trabajo es que conozcas lo que puedes y no debes hacer para estar preparado previo a que te topes con esta nueva enfermedad, también que sepas qué hacer si te contagias e incluso qué hacer despúes de que te recuperes y con esto tengas más herramientas para sobrevivir.

Antes que nada voy a intentar convencerte de que pongas cuidado ante esta enfermedad, te voy a dar algunos argumentos para que pienses dos veces si te tapas los ojos o tomas acción. No quiero que te enfermes y se que tú tampoco quieres, entonces es necesario saber cómo cuidarnos desde hoy, hacer algunos cambios en nuestras vidas para que estemos mejor preparados en caso de enfermar, pero esos cambios deben ser con conocimiento médico, no de acuerdo a lo que cada uno crea. Si llegas a enfermar o enferma alguno de tus familiares tener el conocimiento para tomar las mejores decisiones.

A nuestro alrededor se encuentra una nueva enfermedad, que en algunos casos provoca síntomas leves y en otros consecuencias fatales. El problema es que esta nueva amenaza no se fija a quien ataca y en algunos no tiene compasión. Por otro lado, no hay seguridad de que al haber superado la enfermedad se adquiera la inmunidad permanente, esto es, no se sabe si puedes volver a enfermarte.

Entonces, debemos estar preparados, con conocimiento, para tener armas para combatirlo.

Se que algunas personas quisieran ya no escuchar más al respecto, ha sido demasiado el sufrir por la pérdida de familiares e incluso por pérdidas económicas. A otros les indigna escuchar acerca de las teorías conspirativas, que si la enfermedad fue creada para destruir a muchas personas, que si lo hicieron para desestabilizar la economía, que si el fin de las grandes élites es hacerse millonarios con la creación de una vacuna y mil teorías más que andan rondando en artículos y noticias por internet.

Lo que sea que haya ocasionado esto, la realidad es que está afectando a muchas familias de una manera o de otra. Entonces, lo único que nos queda por hacer es protegernos y proteger a nuestros seres queridos, de tal manera que si nos contagiamos nos haga el menor daño posible.

Pero ¿Cómo podemos protegernos?

No se trata solo de llevar las medidas de prevención que se han estado difundiendo, ya que se han dado casos de personas que han extremado su cuidado y de cualquier manera enfermaron. Se trata de ir más atrás del contagio, prepararnos para que nos encuentre con las armas necesarias para atacarlo.

Hay quienes dicen que otras enfermedades generan más muertes y que no se debería continuar con las medidas de prevención que se han implementado, ya que se está acabando con la economía. Y de cierta forma tienen razón, el mundo no puede seguir "parado" y la mayoría de personas en el planeta necesitan trabajar para solventar todos sus gastos.

Sin embargo, esta enfermedad es similar a que hubiera alguien afuera de tu casa amenazándote, con una pistola que dispara y si bien no te da, te da un tiro que te provoca lesiones menores o te da un tiro que te mata. Pero si sales con una armadura no te hará daño o las lesiones serán leves.

De eso se trata esta guía de que aprendas como hacerte una armadura para que te protejas de los daños y, en el caso de enfermar que tengas más probabilidades de que los síntomas ssean leves.

Es una realidad que hay enfermedades que generan más muertes como la diabetes, el tabaquismo, el alcoholismo, el cáncer e incluso los accidentes automovilísticos. De hecho, los detractores, los que están en contra de todo lo que se está haciendo y recomendando, apuntan hacia estas cifras para minimizar los daños y relajar las medidas de seguridad. Pero no podemos hacer ojos ciegos a los daños y las muertes que está generando este nuevo virus.

No podemos bajar los brazos y esperar a tener la suerte de que a nosotros no nos afecte. Esta nueva enfermedad ha ocasionado un caos mundial y vivimos con el temor de ser contagiados.

¿Conoces a alguien que resultó contagiado?

Todos sabemos de personas que han fallecido por enfermedades o por accidentes automovilísticos. Imagínense, los médicos hemos visto infinidad de enfermos y fallecidos a lo largo de los años. Sin embargo, en los últimos tres meses esta enfermedad ha cobrado la vida de amigos a los que apreciaba y de varios conocidos, y varios eran del ámbito médico. Y he sabido de muchísimos casos más que están cerca de mí, pero esto ha sucedido en varios países, todos hemos visto casos y ya suman muchísimos muertos.

De ahí que me moleste encontrar comentarios en redes sociales que dicen que en los hospitales están matando a la gente, si así fuera ustedes creen que los médicos estarían muriendo? Obviamente no, han muerto aun recibiendo atención de la mejor calidad ya que son atendidos por sus amigos, los médicos.

Además, los hospitales están a tope, si te enfermas de cualquier cosa te da temor acudir a un hospital ya que ahí el riesgo de contagio es mucho mayor, entonces la calidad que puedas recibir de un tratamiento está en duda.

Muchos enfermos no han podido recibir atención médica oportuna por no haber espacio en los hospitales o porque no cuentan con los aparatos o médicos suficientes. Nadie quisiera pasar por esto.

Vamos a hacer una analogía, si sufriste un accidente automovilístico en el pasado, fuiste atendido en un hospital. Los enfermos de los riñones que requieren diálisis han tenido la oportunidad de tratarse en los hospitales. Personas con cáncer o enfisema pulmonar provocados por el tabaquismo o cirrosis hepática por el alcoholismo, tuvieron la oportunidad de tratarse en un hospital.

Hoy en día, al haber tantos pacientes infectados, puede ser imposible recibir atención médica oportuna y de calidad, a menos que cuentes con el dinero suficiente para tratarte en algún hospital privado que te reciba, porque hay hospitales privados que ya no están atendiendo a estos pacientes. Y de cualquier manera, los resultados pueden ser impredecibles.

Entonces, ¿es válido desacreditar la gravedad de la situación que estamos viviendo? NO.

Porque cada uno de nosotros sabemos, porque yo se que en este momento de mi vida no voy a ser parte de las estadísticas de fallecidos por complicaciones de diabetes, ni por tabaquismo, ni por alcoholismo, ni por drogadicción, quizá habría la posibilidad de sufrir un accidente automovilístico, sin embargo, así como varios de mis amigos puedo morir en cualquier momento muy cercano a esta fecha por culpa de esta pandemia. Y como la gran mayoría, no quiero.

Todos estamos en riesgo y los tratamientos están en pañales, y me entristece que mis amigos fallecidos todavía tenían muchos años más por delante, incluso algunos dejaron hijos pequeños. Ellos formaron parte de las estadísticas de una enfermedad que si bien no cobra tantas vidas como otras, te quita la vida antes de tiempo.

Es por esto, y por ellos, los que se han ido, que me di a la tarea de escribir esta guía que será de mucha utilidad para todos. Aquí encontrarás la verdad y podrás desechar mucha de esa información falsa que se está divulgando.

Se que voy a recibir comentarios negativos al sugerirte que no consumas ciertos productos o no realices ciertas actividades. La industria podría sentirse lastimada. De cualquier manera está hecho, aquí tienes la guía, quiero que tengas información confiable y no te arriesgues por falta de conocimiento.

Es importante que la población esté informada, es la única manera en que podemos protegernos y aumentar las posibilidades de sobrevivir. De hecho, habiendo menos enfermos la duración de la pandemia será menor.

CAPÍTULO 1

Consideraciones generales

Encontrarás en esta guía que muchas veces hablaremos del sistema inmunológico. Es el sistema de defensas de nuestro cuerpo ante la entrada de organismos como virus, bacterias, hongos, parásitos y otros agentes. También hay respuesta de las defensas ante algunas sustancias como las toxinas y los medicamentos. La lucha puede ser brutal muchas veces y nuestro cuerpo logra vencer a ese "extraño", pero en otras ocasiones, cuando nuestro sistema de defensas no es fuerte, puede perder la batalla. Iremos hablando de esto.

Has escuchado hablar de la inmunidad colectiva. Las bases son, en cierta medida respetables, esto es, a más contagiados menor el tiempo de pandemia. Sin embargo, ahora ha surgido la duda de que la inmunidad que se adquiere al haber sido expuesto al virus sea permanente, es decir, hay probabilidades de que vuelvas a presentar la misma enfermedad o al menos no está comprobado el hecho contrario. Entonces la inmunidad colectiva puede no ser una solución.

Algunos países han abogado por la inmunidad colectiva y no han tomado medidas de contingencia lo que les ha resultado en un número de contagiados y muertes, pero con una economía estable.

Es un dilema el dar prioridad a la economía por encima de la salud. Hasta cierto punto es aceptable tomando en cuenta que hay enfermedades que provocan más muertes, pero esta visión es muy general, no se aprecia la vida de cada uno en particular. Ni tu vida ni la mía, ni la de nuestros seres queridos.

De hecho, varios países están levantando las medidas de protección que se habían impuesto, y la gente está saliendo a la calle en bandadas y algunos sin la menor protección. No se si es un acto de rebeldía o desesperación, o mera ignorancia, pero ponen en peligro a los demás y arriesgan al planeta al nuevo surgimiento de más olas de contagios.

Ante esta situación es de suma importancia que la gente esté preparada antes de lanzarse al riesgo. La única manera es que el estado de salud de las personas sea óptimo, que esté en las mejores condiciones, que conozca cómo cuidarse, cómo cuidar a un familiar enfermo, cómo prevenir, cómo actuar si ya se está contagiado. En resumen, qué hacer y qué no hacer, los SÍ y los NO antes de la enfermedad y durante, para que en caso de contagio el daño sea menor y que la tasa de mortalidad disminuya notablemente.

Y para los incrédulos, esta enfermedad existe y ha matado a muchísima gente. Todos hemos visto casos pero aún así siguen los detractores, los que dicen que ante cualquier muerte inventan el diagnóstico. Y en cierto grado tienen razón ya que muchos han fallecido por neumonías o trombosis derivadas de las enfermedades que ya presentaban desde antes.

Pero por otro lado, también hay gran cantidad de casos de enfermos y fallecidos que no forman parte de las estadísticas porque estos pacientes no quisieron o no tuvieron los medios para acudir a un hospital. También hay otros que se trataron con médicos privados y obviamente no están en las estadísticas.

Así que simplemente las estadísticas muestran los casos reportados pero hay muchos, muchos casos más.

En esta guía encontrarás diferentes tópicos:

. Cómo preparar a tu cuerpo, de forma correcta, para mejorar tu índice de supervivencia.

. Lo que puedes o debes hacer antes de un posible contagio. Y lo que definitivamente no debes hacer. Qué hacer si tú o alguno de tus familiares han resultado contagiados.

. El uso correcto de medicamentos, que SÍ y que NO.

. Factores de riesgo para personas sanas o con alguna enfermedad y de diferentes grupos de edad.

. Formas de prevenir el contagio. Se que has leído mucho al respecto pero en una de esas te das cuenta que has cometido errores al llevar a cabo algunas de estas medidas de prevención.

. Mitos y realidades de los remedios caseros.

. Síntomas leves, moderados y graves. Cómo reconocerlos.

. Qué hacer y qué no hacer si ya estás contagiado o tienes algún familiar contagiado en casa.

. Estado mental.

. Y mucho más.

Antes de todo permíteme presentarme, soy médico desde hace más de 30 años, con experiencia a nivel privado y en la industria. He visto y tratado a infinidad de pacientes y conozco el actuar de los enfermos ante sus enfermedades, así como la importancia de las creencias, de los hábitos, de los paradigmas y de la información de boca a boca que llevan a resultados diferentes entre una persona y otra.

Por otra parte, a lo largo de los años me sentí decepcionada por el pobre resultado que en algunos casos ofrece la medicina convencional al no tomar en cuenta las causas que llevaron al paciente hasta el estado de enfermedad. Aprendí que no se trata de "curar", se trata de atacar el padecimiento desde sus orígenes para lograr mejores resultados. Razón por la cual amplié mis conocimientos con medicina alternativa y estudios de desarrollo personal y espiritual. Pero eso es otra historia.

Y en base a esta experiencia es que te ofrezco esta guía para que tomes las mejores decisiones para lograr que tu riesgo, tanto de contagio como de muerte, disminuyan.

De repente te resultará que es repetitivo lo que digo, o que explico lo que significa algún término, tiene su razón, me estoy dirigiendo al público en general, de diferentes medios sociales y económicos, para que todos entiendan a qué me refiero.

Si todos ponemos nuestro granito de arena podremos vencer al virus e incluso a otros que aparezcan en el futuro.

CAPÍTULO 2

Antecedentes

Estamos en el tiempo en que se están levantando las medidas de contingencia que se han implementado en varios países, las medidas de seguridad para prevenir el contagio, sin embargo, el virus continúa habiendo víctimas y de acuerdo a la historia natural de una pandemia esto continuará por al menos un par de años más, entonces debemos tomar acciones para que estemos en condiciones de darle batalla.

Se ha visto que los factores de riesgo como la Diabetes mellitus (azúcar alta en sangre), la hipertensión arterial sistémica (presión alta) y la Obesidad y sobrepeso han sido antecedentes frecuentes en los pacientes graves.

Cualquier enfermedad previa no controlada aumenta tu riesgo ante la infección.

Nuestro cuerpo cuenta con un sistema inmunológico que está formado por defensas contra las infecciones, y se activa ante la presencia de agentes patógenos (que pueden ocasionar una enfermedad), es decir, actúa como una barrera para eliminar los virus, bacterias, parásitos, hongos que son organismos extraños para el cuerpo. Cuando nuestro sistema inmunológico (nuestras defensas) está débil le es más difícil luchar contra estos agentes extraños y la enfermedad se torna más grave.

Existen muchas formas para prevenir el contagio, las veremos más adelante, sin embargo no podemos tener control de todo lo que sucede a nuestro alrededor. Entonces, de haber personas enfermas cerca, el riesgo de contagio es alto.

Las manifestaciones en cada persona pueden ser diferentes. En los inicios de la pandemia estaban muriendo personas de la tercera edad, a los días vimos casos de jóvenes e incluso niños. La edad no es un factor determinante pero sí lo es el estado de salud previo al contagio.

No se conoce hasta la fecha el tratamiento ideal. No hay un medicamento con el que digamos que el problema ya está resuelto. Médicos e investigadores de diferentes países han ido evolucionando los tratamientos de acuerdo a las experiencias obtenidas en la atención a los pacientes, en las diferentes manifestaciones y en la aparición de nuevos síntomas.

No existe la seguridad de que quienes lograron vencer a la enfermedad adquieran la inmunidad permanente. Es decir, no se sabe a ciencia cierta si es posible que puedas volver a contraerla.

No hay vacuna ni la habrá por un tiempo. La vacuna está en proceso en varios países, algunos más adelantados que otros pero a la fecha no hay vacuna que pruebe el beneficio de la inmunidad en humanos y se conozcan sus efectos secundarios (las posibles consecuencias de aplicarse una vacuna).

El virus ha estado sufriendo mutaciones, cambios, de ahí que también se han presentado diferencias en las manifestaciones entre un paciente y otro. No sabemos cómo será la evolución de esta enfermedad, pero las medidas que podamos implementar y que te encontrarás en esta guía, determinarán el cómo reaccionará tu cuerpo ante el contagio.

El virus permanecerá mucho tiempo entre nosotros, es muy alta la probabilidad de que tarde o temprano nos contagiemos, entonces debemos saber qué hacer.

Dependiendo del estado en que se encuentre tu sistema inmunológico, tus defensas, es como tu cuerpo sostendrá la batalla contra el virus. Si tus defensas están bajas, el problema será mayor.

CAPÍTULO 3

Factores de riesgo para personas sanas y con alguna enfermedad y por diferentes grupos de edad

Te preguntarás por qué no empezamos hablando de las medidas de prevención. Por una parte porque ya has recibido mucha información al respecto y es probable que las estés llevando a cabo. Más adelante veremos las medidas de prevención con sus respectivos SÍ y NO para hacer las cosas de forma correcta. Por otra parte, incluso con estas medidas se siguen presentando casos.

Y se que me vas a decir que una buena parte del problema es que muchas personas no se cuidan, no están haciendo nada para prevenir y que esto nos está afectando a todos. Bueno, el mundo es mundo y siempre habrán los que caminan para el lado contrario, es poco lo que personalmente podemos hacer al respecto pero debemos estar alertas para protegernos también de ellos.

Más adelante hablaremos del tema, pero primero lo primero.

Dependiendo de tu estado de salud actual, es como el virus actuará en tu cuerpo. Dependiendo de cómo se encuentre tu sistema inmunológico, tus defensas, es como tu cuerpo sostendrá la batalla contra el virus. Si tus defensas están bajas, el problema será mayor.

Te preguntarás ¿Entonces por qué se han dado casos de gravedad en atletas y en jóvenes sin enfermedades previas?

Atletas

El exceso de ejercicio, el llevar el cuerpo al tope y además alimentarse con dietas extremas como son las dietas altas en proteínas o bajas en carbohidratos, el uso o exceso de bebidas estimulantes y alimentos procesados de alta nutrición, el uso de esteroides. Todo esto genera estrés metabólico y esto disminuye las defensas del organismo, de nuestro cuerpo.

Adolescentes y Jóvenes

El joven es rebelde por naturaleza, incrédulo y con espíritu de "a mí no me pasa nada", lo que hace que muchas veces no se respeten las reglas de convivencia y en este caso, las medidas de prevención, que deberían ser obligatorias. Es importante que en casa le demos atención a los jóvenes, que ellos mismos se implementen reglas inamovibles para cuidarse.

El consumo de alcohol, tabaco y drogas sin más que decir dañan nuestro organismo. No digo que todos lo hagan pero sabemos que muchos jóvenes son asiduos a estas sustancias.

No dormir el tiempo suficiente.

Su gusto y a veces hasta necesidad de estar con los amigos, que los lleva a reuniones que a la fecha no están permitidas sin las medidas de seguridad correspondientes.

Las sesiones de besos, abrazos o el sexo, y ahí no hay forma de protegerse.

Nuestros jóvenes y muchos adultos han crecido con exceso de comida chatarra, bebidas gaseosas endulzadas, edulcorantes, conservadores y comida altamente procesada, todo esto llena de toxinas sus cuerpos y, aunque aparentemente estén sanos, esto les genera factores de riesgo importantes que han derivado en complicaciones con la infección de este virus.

Adultos aparentemente sanos

El adulto puede tener los factores de riesgo de cualquier edad, ya que a veces nos comportamos como jóvenes e incluso como niños. Los hábitos como la mala alimentación, el tabaquismo, el alcoholismo y las drogas no tienen edad. Nos encontramos desde niños hasta ancianos con hábitos muy fuertes a ciertas sustancias.

Definitivamente no estamos en momentos de consumir sustancias que afecten nuestro cuerpo, este solo hecho aumenta considerablemente el riesgo de gravedad de la enfermedad.

Otro factor que afecta a los adultos es el trabajo, la necesidad de salir de casa para generar ingresos. Como ejemplo las oficinas que son los lugares con mayor riesgo, ya que al estar cerradas y con aire acondicionado el virus se transmite con mayor facilidad. En este caso también se da el factor de que hay gente alrededor por lo que se ha estado practicando el home office o trabajo en casa, reduciendo con esto el personal presente en las oficinas.

Desafortunadamente existen muchas empresas que no han puesto atención en este detalle y es por esto que en las oficinas la cantidad de contagiados es mayor.

Las personas que trabajan en la calle están menos expuestas, de cualquier manera deben portar cubrebocas y de preferencia cubrir también los ojos.

Hay otro factor en adultos y es el estado mental. De esto hablaremos en otro apartado.

Niños

Se pensaba que eran inmunes al virus, de hecho al principio de la pandemia no era común encontrar noticias sobre la aparición de casos en niños. Hoy, también hay niños contagiados, incluso bebés que si bien tienen un mejor pronóstico para la enfermedad no se salvan de caer enfermos.

Se han presentado casos de un padecimiento parecido al Síndrome de Kawasaky en niños, relacionado a este nuevo virus. Sin entrar mucho a detalle este síndrome se manifiesta por daños inflamatorios severos que afectan a distintos órganos del cuerpo y que aun cuando tiene un buen pronóstico, puede resultar en complicaciones graves e incluso la muerte.

Si tus niños presentan algunos de los siguientes síntomas llévalo al médico inmediatamente: altas temperaturas, sarpullido, diarrea, enrojecimiento en los ojos, labios secos y enrojecimiento de palmas de las manos y plantas de los pies.

Es importante que enseñemos a nuestros niños el uso del cubreboca cuando haya necesidad de salir y que comprendan que no deben estarse tocando los ojos y la cara. Esto lo solucionas con el uso de una careta encima del cubrebocas.

Con niños pequeños debemos tener cuidado de que no tengan problemas para respirar por el uso de estos implementos. Debemos enseñarles cómo usarlos y practicar antes de que te aventures a sacarlos de casa. Afortunadamente los niños aprenden rápido y gustan de hacer lo que hacen los adultos, entonces, el que mantengan sus equipos de seguridad correctamente colocados ha resultado más fácil de lo que nos imaginábamos. De hecho, ha sido más difícil su implementación en los adultos.

Los bebés y niños menores de 2 años no deben usar cubrebocas, ellos pudieran no tener la capacidad de defenderse en caso de que el cubrebocas les esté impidiendo la respiración. Podemos ponerles una careta pero estar al pendiente de ellos en todo momento. Lo mejor, si te es posible, es que no saques al bebé de casa.

Los niños son los que tienen mejor pronóstico ante esta enfermedad.

Ancianos o mayores de 60 años

Los ancianos, mejor nombrados como personas de la tercera edad son quienes están más susceptibles ante esta enfermedad. De hecho han sido muchos los que han fallecido en asilos, casas de retiro e incluso en sus propias casas.

Los mayores de por sí ya tienen el sistema inmunológico con cierto grado de deterioro, al igual que sus órganos, corazón, riñones, etc. y con mayor probabilidad presentan enfermedades previas. Es por esto que su riesgo de gravedad es mayor, sin embargo, afortunadamente se han visto casos de personas de avanzada edad que han salido del hospital completamente recuperados posterior al tratamiento por infección por coronavirus.

Los ancianos son el mejor ejemplo de que nada está escrito en relación al COVID-19.

Algunos factores a favor son el haber crecido con comida sana, natural, generalmente no gustan de alimentos altamente procesados y no comen en grandes cantidades (aunque los hay). Otro factor importante es que muchos de ellos se han enfermado y no se enteraron del diagnóstico ni de que estaban en peligro de muerte y ¡esto como ayuda!.

Los factores en contra son lo que llamamos las enfermedades de fondo, como la diabetes, la hipertensión, cáncer o sobrevivientes recientes de cáncer, los que están en tratamientos por daño en los riñones y muchas enfermedades más.

Personas con discapacidad

Dependiendo de la discapacidad y de las enfermedades crónicas que le acompañen, tienen un riesgo mayor de enfermarse de gravedad. Las personas con discapacidad, principalmente quienes tienen afectado el movimiento son más propensos a sufrir enfermedades crónicas tales como diabetes, enfermedades cardiacas o tromboembolias pulmonares o cerebrales, este alto riesgo es lo que los hace más susceptibles a la agresión del virus.

Algunas personas con discapacidad pueden tener problemas para comprender la información o practicar las medidas preventivas, y existe también la posibilidad de quienes no pueden comunicarse, lo que muchas veces conlleva a que los familiares no se percaten de algunos síntomas.

Deben extremarse las medidas de prevención.

Obesidad

Este quizá es el factor de riesgo número 1 y uno de los mayores problemas de salud en varios países. La obesidad de por sí es la causante de un sinnúmero de enfermedades y aunado a esta infección puede resultar en mayor índice de complicaciones o incluso ser letal.

La combinación obesidad-diabetes-hipertensión es la causa de muchas muertes y ante esta nueva enfermedad son los pacientes con mayor riesgo.

Más adelante veremos cómo mejorar la alimentación, los SI y NO de las dietas, los SÍ y NO de los alimentos y los SI y NO del ejercicio en esta época de riesgo.

Fumadores

Si no has tenido la fuerza o la voluntad para dejar de fumar, este es el momento. Los fumadores están en gran riesgo en el mundo actual en pandemia. Si bien es cierto que el cigarro es solo uno de tantos factores de riesgo, el hecho de que lo abandones mejora notablemente tu estado de salud en cuestión de días.

Se que muchos seguirán fumando porque este hábito está muy arraigado en sus consumidores y por lo tanto es difícil, aunque no imposible, dejarlo.

Solo piensa, si la enfermedad te genera un daño pulmonar -entre tantos otros daños- y tú previamente ya tienes dañados los pulmones, pues es fácil imaginar lo que te podría pasar.

Te invito a que te sumes a la fila de los no fumadores. Fumar de por sí es un factor de alto riesgo para cáncer y enfisema pulmonar, aunque también puede causar cáncer de vejiga y muchos trastornos más. Pero todas estas consecuencias son el resultado del consumo a largo plazo, en cambio, durante el tiempo que dure la pandemia este hábito te puede cobrar la factura a un muy corto plazo.

Deja de fumar hoy, tira cigarros y ceniceros. Créeme que no funciona el tratar de disminuir el número de cigarros, por el contrario fumas más. Si lo sabré yo! La llamada adicción a la nicotina tiene un fuerte factor psicológico, si estás decidido no tendrás problemas. Recuerda que el ser fumador, o tomador o tener cualquier tipo de adicción habla de una personalidad adictiva, entonces la adicción que tengas cámbiala por otra como puede ser el ejercicio, el baile, el estudio o cualquier cosa que te guste y te ayude a estar mejor. No lo cambies por la comida, como es usual.

Alcohol y drogas

No es necesario hablar de los tan conocidos efectos del alcohol y las drogas, que aparte de causar un daño hepático y neurológico (hígado, cerebro y sistema nervioso) causan un daño social e incluso económico en las familias. Esta vez le agregamos el daño al sistema inmunológico, a tus defensas, que te dejará sin soldados para luchar contra la infección, haciendo más fácil que evoluciones a la gravedad en caso de que contraigas el virus.

No está por demás decir que si abandonas estos hábitos, tu esperanza de vida aumenta.

CAPÍTULO 4

Cómo mejorar nuestro estado de salud actual para disminuir los factores de riesgo ante el contagio

Antes de iniciar vamos a aclarar algunos puntos:

Hay quienes al leer el título de este capítulo están pensando "Yo estoy sano, me encuentro bien, entonces no necesito saber esto" y optarán por saltarse al siguiente capítulo. Esto es un error.

Aunque estemos aparentemente sanos tenemos hábitos, costumbres o creencias que están dañando nuestro cuerpo y también de esto vamos a hablar.

Algunos temas que se tratarán en este capítulo serán de gran ayuda para ti y para tus padres, tus hermanos, tus amigos. Esas personas que conoces y que te darás cuenta que están cometiendo algún error que los está poniendo en riesgo, y muchas veces sin saberlo.

ALIMENTACIÓN

Es de todos conocido que no hay nada mejor que una alimentación balanceada, que incluya proteínas, carbohidratos y grasas. Pero también hay otros tipos de alimentación como la vegetariana, vegana, cetogénica y otras que tienen sus beneficios. De hecho, en el tiempo en que fui vegana fue cuando mejor estuve, en energía, peso y belleza. Nada modesta, verdad?

Hay dos aspectos importantes de la alimentación. Uno se refiere a los alimentos de calidad y el otro se refiere al control de peso.

Alimentos de calidad

Para mantener nuestro sistema inmunológico, nuestras defensas, con la fuerza de un superhéroe capaz de derribar todas las espadas del coronavirus, es necesario que tengamos nuestro cuerpo libre de toxinas y los alimentos es con lo que ingresamos más toxinas a nuestro cuerpo.

Hoy en día son muy pocos los alimentos realmente naturales, vamos a hablar un poco de lo que usualmente comemos.

Los animales que habitualmente comemos como pollo, res y pescado están cargados de hormonas, de químicos, de mercurio en el caso del pescado y de muchas otras sustancias que agregan a lo que comen los animales para generar el color amarillo del pollo o el tamaño más grande de la vaca.

Las verduras y frutas tienen pesticidas o están regadas con aguas negras. Debemos lavarlas con agua y jabón, al menos las que se pueden, y desinfectarlas con los desinfectantes que venden específicamente para las verduras o con una solución de cloro que puedes preparar con facilidad. Agrega 10 gotas de cloro por cada litro de agua, sumerge las frutas y verduras ya lavadas por aproximadamente 7 minutos y enjuaga con agua de garrafón.

Los alimentos procesados tienen químicos como colorantes, saborizantes y conservadores.

Los refrescos, las sodas, tienen colorantes, conservadores y azúcar o edulcorantes (endulzante bajo en calorías). Además no nos brindan ningún beneficio.

Las bebidas energéticas tienen azúcar o edulcorantes y sustancias como cafeína, ginseng, taurina, carnitina y más, que si bien estas últimas en bajas dosis no hacen daño e incluso pueden ser benéficas, son bebidas que generan un cierto grado de adicción, entonces quien las toma no lo hace en forma esporádica y está ingresando a su cuerpo un montón de químicos.

La mantequilla contiene grasas saturadas de origen animal, esto aumenta el colesterol y por tanto el riesgo de trombosis (coágulos en la sangre), que es una de las complicaciones de esta enfermedad. Puedes consumirla en cantidades pequeñas.

La margarina tiene grasas trans (que es la peor versión de las grasas) y muchas veces aceite de palma, y aumenta el colesterol "malo". La margarina es mucho más dañina si la comparamos con la mantequilla. No la consumas. De hecho hay muchos países en los que está prohibido vender margarina.

Evita los productos light ya que o bien tienen edulcorantes para sustituir el azúcar, o algunos tienen grasas trans. Si el producto dice 0% azúcar 0% grasas créeme que no es nada sano. Tiene químicos y además conservadores y colorantes artificiales.

Evita los embutidos como el jamón, salchichas, mortadela, tocino, queso de puerco, chorizo que además de estar cargados de grasas de origen animal, algunos son fabricados con desechos y tienen conservadores, saborizantes, colorantes, azúcar. Están llenos de químicos y en resumen ¡son una bomba de maldad!

Hamburguesas, pizzas, hot dogs, tacos y todo eso maravillosamente delicioso está cargado de grasas y toxinas y además nos hace subir de peso. Evítalo lo más que puedas. Que sea una fiesta el que consumas este tipo de alimentos. No lo hagas costumbre, que no sea un hábito en tu familia recurrir a este tipo de comida. Si es algo muy de vez en cuando, está ok, aunque los defensores de la comida sana me van a tirar tomatazos porque lo ideal, lo acepto, es que nunca deberíamos consumir estos alimentos.

Los alimentos precocidos que solo metes al microondas y vienen listos para servir, no son nada saludables. Los alimentos congelados son mejor opción.

En resumen, todo lo que viene en lata o bote y que compras en el supermercado al menos contiene conservadores, pero lo más probable es que también tenga colorantes y saborizantes, todos ellos son productos químicos que llenan de toxinas tu cuerpo. Más aceptadas son las frutas y verduras congeladas que son conservadas simplemente con el frío. La industria alimenticia está plagada de sustancias que nos hacen daño.

Pero... entonces ¿Qué podemos comer?

Si te es posible comer alimentos orgánicos, mucho mejor. Pero ojo, no todo lo que dice orgánico, lo es. Y además es mucho más costoso y no todos los bolsillos se adaptan.

Lo mejor es comprar en los mercados locales, aprovechas para mejorar la economía de tu ciudad y estás consumiendo alimentos que están medianamente más puros.

En lugar del azúcar refinada común consume azúcar mascabado que es la más natural, no está procesada .

Prefiere la leche que vende el lechero a la del supermercado. De cualquier forma los adultos ya no debemos tomar leche de vaca, ya no tenemos las enzimas necesarias para su digestión y de ahí se generan varios padecimientos de estómago e intestinos e incluso pueden provocarse trastornos autoinmunitarios, en los que tus defensas actúan contra ti mismo ocasionando daños severos a distintos órganos.

Son más sanas las leches vegetales, como la de coco, avena y almendras, desafortunadamente las leches vegetales comerciales son una combinacion de varios productos y la sustancia principal, el vegetal, en cantidades menores. En internet encuentras como hacer leches de coco, avena, arroz, almendras y más.

Trata de comer los alimentos como vienen de origen, es decir, en su forma original, sin procesar. Esto es granos como frijoles, lentejas, habas, arroz, cacahuates, nueces, garbanzos, harinas integrales; carnes de pollo, pescado, res, mariscos; leche y quesos frescos, panela, Oaxaca o de hebra; frutas y verduras; dulces de frutas, mermeladas naturales; agua simple o agua de frutas.

De preferencia ve eliminando el trigo que es el grano más utilizado en cereales, pan y pastas. Muchas personas son intolerantes al gluten del trigo y esto provoca que se sucedan mecanismos de inflamación en el cuerpo, entonces las defensas se "distraen" para atacar esto y eso debilita el sistema inmunológico haciendo más susceptible al paciente a que se agrave su enfermedad por el coronavirus.

Es preferible el consumo de cereales y harinas integrales de avena, arroz, maíz, girasol, centeno.

Alimentos procesados debemos disminuirlos en la alimentación. Son los que han pasado por un proceso industrial para su producción. Algunos ejemplos de productos procesados que encuentras en el supermercado son: mermeladas, chocolates, pasteles congelados, leches en caja tetrapack, latas de conservas como el atún, galletas, dulces, papas fritas, cereales, embutidos, margarina. Los más procesados son los que vienen listos para servir, que solo requieren microondas.

Disminuye el consumo de todo alimento que venga procesado en lata, sobre o caja.

Para cocinar usa aceite de oliva. Evita los alimentos fritos.

Control de peso

La obesidad y el sobrepeso son factores de muy alto riesgo para cualquier enfermedad y con el contagio de coronavirus es un pase más factible para el área de cuidados intensivos.

De inicio es necesario que conozcas tu índice de masa corporal. Es la relación entre tu estatura y lo que pesas. Cuando el número resultante está por arriba de 30 tienes obesidad y por lo tanto tu riesgo aumenta considerablemente. De 25 a 29.9 tienes sobrepeso que tambien es un factor de riesgo, aunque menor.

¿Cómo puedo medir mi índice de masa corporal?

Es muy sencillo, multiplica tu estatura en metros X tu estatura en metros. Anota la cantidad. Ahora divide tu peso en kilogramos entre la cantidad que anotaste. ¡Este es tu índice de masa corporal! O más fácil, ve a tu navegador y anota calculadora de índice de masa corporal, ingresas tu peso y estatura y zas! ahí está.

Vamos a hacer un ejemplo:

Estatura 1.67 metros

Peso 92.6 kilogramos

1.67 X 1.67 = 2.7889

92.6 dividido entre 2.7889 = 33.20

El índice de masa corporal o IMC de esta persona es de 33.20.

Recuerda por arriba de 30 indica obesidad y por lo tanto el riesgo aumenta.

Ahora ya sabes en qué nivel de riesgo te encuentras, si es bajo simplemente mejora la calidad de tus alimentos, si es alto es bueno someterte a una dieta de reducción de peso. Y para eso nada mejor que consultar a un Nutriólogo que te mandará a hacer análisis de laboratorio para ver tus niveles de grasas totales, colesterol y triglicéridos y en base a eso y a otras enfermedades que padezcas, te indicará la dieta más adecuada para ti.

Algo muy importante, no estamos en tiempos de hacer dietas de reducción de peso estrictas, dietas que no te provean de los nutrientes necesarios, esto le hará muchísimo daño a tu sistema inmunológico y entonces estarás más en riesgo para una infección grave.

Tipos de alimentación hay varias, también son llamadas dietas aunque no sean para reducir el peso. Existe la dieta equilibrada, la vegetariana o vegana y la cetogénica. No digo que estas son todas pero casi todas las demás dietas están derivadas de estas.

Como particularidad te comento que en las dietas vegana y vegetariana se debe tomar un suplemento de vitamina B para que tu nutrición sea completa.

De no poder atenderte con un Nutriólogo sigue una dieta equilibrada consumiendo alimentos de los tres grupos: proteínas, carbohidratos y grasas, en forma de:

Verduras: zanahorias, lechugas, espinacas, calabazas y calabacines, acelgas, apio, col, alcachofa, brócoli, coliflor, berenjena, pepino, pimientos, tomates, espárragos, cebolla, ajo, remolacha, papas, rábanos, nabo, chiles.

Frutas: manzana, pera, durazno, melón, sandía, plátano, ciruela, aguacate, kiwi, fresas, cerezas, frambuesas, naranja, mandarina, limón, piña, uvas, maracuyá, coco.

Cereales: trigo (pan, pastas), arroz, cebada, centeno, maíz, avena.

Leguminosas y frutos secos: chícharos o guisantes, frijoles, garbanzos, habas, ejotes, lentejas, cacahuate, soya, alfalfa, almendras, nueces, castañas, avellanas.

Proteínas de origen animal: pollo y pavo (de preferencia desgrasado y sin piel), pescados (de preferencia sin piel) y mariscos, res (desgrasada), huevos, leche, mantequilla, yogurt, quesos.

Estos son algunos ejemplos. No te preocupes, no es tan complicado.

Se sugiere dividir el plato en 6 partes:

Dos partes para frutas y verduras

Dos partes para cereales

Una parte para leguminosas

Una parte para proteínas de origen animal

Una dieta correcta debe ser equilibrada, suficiente y variada. No pretendas comer todos los días lo mismo. Con esta guía puedes elaborar tus platos para desayuno, comida y cena. Puedes agregar colaciones entre comidas con 4 a 6 almendras o nueces o alguna fruta, de preferencia las que tienen menor carga calórica como piña, manzana, pera, fresas.

Éxito, hazlo con ganas!

Esto es una dieta equilibrada y sana que puedes implementar en tu día a día, probablemente no vas a bajar de peso como quisieras pero recuerda que no estamos en tiempos de reducción de peso drástico porque esto disminuye las defensas.

Otra cosa muy importante, bajo ningún motivo tomes medicamentos para bajar de peso, así te digan que son "naturales". Debemos evitar a toda costa ingresar sustancias extrañas al organismo. Hoy y mientras dure esta pandemia y siempre y cuando no venga otra, la alimentación natural es lo que más nos va a ayudar, al igual que mantenernos en un peso sano.

Así también, a los tratamientos de belleza para bajar de peso que signifiquen inyectarte algo, diles NO. Como ejemplo la mesoterapia que hay para bajar de peso, para disminuir grasa, para tratamientos antiarrugas, anticelulíticos y muchos más. A esto dile NO así te digan que es mesoterapia virtual que no es más que microinyecciones que aunque no las sientas están ingresando esas sustancias a tu organismo. No sabes qué te están inyectando, y lo que sea que fuere son sustancias extrañas a tu organismo que pueden ser

tóxicas y estamos tratando de limpiarnos de toxinas para tener más defensas.

EJERCICIO

Es de todos conocido que hacer ejercicio es parte de una vida sana, además nos va a ayudar a mantener un peso adecuado. Aunque para muchos el estímulo es lograr la belleza. Y es respetable.

Pero no es de belleza de lo que vamos a hablar, vamos a hablar de salud y hasta dónde el ejercicio es saludable, enfocándonos en esta época de pandemia que por lo visto va a durar un buen tiempo más. Quizá después se nos olvide o no publiquen los nuevos casos o para nuestro bien el virus mute hasta hacerse menos peligroso. Esto no lo sé y nadie lo puede predecir. Así que vayamos al punto.

El ejercicio es benéfico, siempre y cuando, después de haber sido sedentario toda tu vida, no te pongas obsesivo haciendo ejercicio de más. Esto es más el daño que te hará que el beneficio que obtendrás.

Si has sido sedentario inicia con caminatas de 20 minutos al paso que soportes sin que te falte la respiración. Poco a poco irás caminando más tiempo y a mayor velocidad. Esto es lo sano.

Si sales a caminar a la calle debes cuidar de mantener la distancia con otras personas. Cuando la gente está en movimiento la distancia de seguridad cambia. Esto es, si alguien pasa corriendo delante de ti y estornuda, las gotitas de saliva se pueden esparcir a 2, 4 o 5 metros detrás del corredor, dependiendo de la velocidad a la que está corriendo. Si estás muy cerca, las gotitas te pueden alcanzar.

En campo abierto es diferente, de hecho puedes salir a ejercitarte y si no hay más personas en el camino, puedes hacerlo sin cubrebocas. Si ves que alguien se está acercando es mejor cambiar tu ruta ligeramente para mantener la distancia aceptable, al menos dos metros.

Pero y ¿qué pasa si no tienes donde salir a caminar? Bueno, este es un buen momento para comprarte una caminadora mecánica o eléctrica de acuerdo a tus posibilidades económicas. Colócala en un lugar de tu casa que se encuentre bien ventilado y, si te da el sol aumentarás tus niveles de vitamina E lo cual también te traerá muchos beneficios.

Otra opción es hacer ejercicios de piso. Ya sea que recuerdes los ejercicios que hacías en tus clases de educación física en la escuela y los repitas o busques en internet, hay infinidad de aplicaciones para hacer ejercicio de acuerdo a tu nivel, puedes escoger entre yoga, gimnasia reductiva, ejercicios en espacios pequeños y más.

El ejercicio libera endorfinas, la hormona de la felicidad, es como si comieras chocolate o tuvieras una buena sesión de sexo. Así que, para sentirte contento y saludable, haz ejercicio y puedes agregar chocolate y sexo, pero el ejercicio leve, no quieras llegar primero ni ser el mejor de la clase.

Los grandes esfuerzos o la fatiga muscular hacen que se agoten tus reservas de glucógeno y entonces tu sistema inmunológico no funcionará tan bien. Esto significa que en las horas posteriores a ese periodo de esfuerzo intenso, si te encontraras con alguien infectado, las defensas de tu cuerpo estarán bajas y entonces podrías contagiarte.

Debes ir mejorando poco a poco, no te precipites ni te lastimes, que tu cuerpo se vaya acostumbrando, que no se liberen sustancias inflamatorias en demasía porque eso le encanta al virus y en caso de contagio te puede ir peor.

Si eres asiduo al ejercicio, o incluso un atleta de alto nivel, de cualquier manera se recomienda evitar los entrenamientos muy largos o muy intensos, al menos hasta que todo esto pase. En este momento debes dar prioridad a mantenerte saludable.

Un entrenamiento regular hará tu sistema inmune más fuerte.

Los gimnasios

Evítalos, son una fuente de contagio de alto riesgo. Hay demasiada interacción entre personas dentro de un gimnasio, es difícil conservar la sana distancia y, si el gimnasio es cerrado y tiene aire acondicionado entonces el virus se pasea de un lado al otro libremente por todo el lugar infectando con mucha facilidad.

Los gimnasios están obligados a implementar las medidas de seguridad que están siendo dictadas por los gobierno y los organismos de salud, sin embargo, no todos los países tienen controles estrictos así que si no te sientes seguro o segura de que ese gimnasio al que pretendes ir cumple con las medidas para prevenir el contagio por coronavirus, mejor no vayas.

TRATAMIENTO DE LAS ENFERMEDADES QUE YA PADECEMOS

Si te encuentras en tratamiento por alguna enfermedad es muy importante que no dejes de tomar tus medicamentos. Es frecuente que en ocasiones se nos olvide tomarlos, o se nos olvide ponernos la inyección. En esta época es imprescindible que seamos más disciplinados y llevemos nuestros tratamientos sin falta.

Los médicos te han sugerido que lleves ciertos cuidados para que te encuentres mejor, de hecho, te han dado indicaciones precisas que quizá no has tomado en cuenta.

Es muy importante que la enfermedad que padeces esté controlada. Si tus exámenes de laboratorio salen normales o cerca de la normalidad, tu riesgo ante el coronavirus será menor.

Esto es, si eres diabético debes administrarte los medicamentos como te fueron indicados y cuidar tu alimentación para que tus niveles de glucosa en sangre estén lo más cerca de la normalidad que se pueda.

Si eres hipo o hipertiroideo no debes olvidar tomar tus medicamentos para que estés controlado. Si no te has hecho exámenes de control recientes es tiempo de hacerlo y acudir con tu médico para que ajuste las dosis de los medicamentos y te encuentres más estable.

Si eres hipertenso (presión arterial alta) debes seguir las indicaciones del médico y tomar tus medicamentos para que la presión se mantenga en límites normales, así también cuidar la alimentación como ya te indicó tu médico, principalmente baja en grasas y sal.

Si tienes sobrepeso u obesidad cuida tu alimentación como lo vimos en el apartado anterior.

Podemos enumerar muchas enfermedades pero tú sabes cuál o cuáles padeces, entonces date a la tarea de llevar de manera estricta tus tratamientos e indicaciones que has recibido de los médicos. Es importante que estés estable en estos momentos, y realmente siempre, para que tu riesgo de gravedad ante la enfermedad sea menor.

ESTADO MENTAL

Actualmente se están levantando las medidas de seguridad en muchos países, incluso hay países que no las han llevado en su totalidad. El que se estén levantando las medidas de seguridad devuelve un poco la tranquilidad, hay esperanza de que el mundo vuelva a ser como antes pero también sabemos que va a pasar mucho tiempo para que desaparezca el riesgo de contagio y se estabilice la economía.

El virus está y estará por algún tiempo más, se predice que al menos por los próximos dos años continuarán apareciendo casos nuevos.

Y todo esto nos altera, ya no podemos vivir la vida como antes. Incluso, los que dicen no creer en la existencia del virus, que desafortunadamente algunos son personas públicas que influyen en otras, seguramente viven con el temor de contagiarse.

La pandemia ha generado problemas económicos en muchas familias y esto ha detonado en depresión, rebeldía, enojos que generan sustancias en nuestro cuerpo que alteran el sistema inmunológico, las defensas.

El exceso de información por las noticias y las redes sociales ha generado **miedo,** y el miedo traducido a sustancias dañinas para el cuerpo es uno de los factores que más nos afectan. Por eso es importante que estemos informados pero no obsesionados, y que valoremos las fuentes de información, ya que hay mucha información falsa que lo único que hace es confundir a la gente provocando ya sea que se disminuyan las medidas de prevención o la generación de pánico.

El llamado distanciamiento social y el confinamiento han generado problemas sociales, dificultad para que podamos ver a nuestros seres queridos que viven lejos, problemas económicos por la falta de empleos. Se han dado casos de gente atrapada en los aeropuertos, en hoteles y hasta en los cruceros, personas que no pudieron regresar a sus países de origen. Y podríamos enumerar muchos casos de familias que todavía la están pasando muy mal.

Esta situación ha generado desesperación, tristeza, depresión, suicidios o intentos de suicidio, ruptura de lazos familiares y de pareja, incremento en la violencia doméstica, maltrato a los niños, delincuencia, y podríamos seguir y seguir enumerando todo el daño que ha hecho el confinamiento, pero...

¿a qué voy con esto?

Esta maraña de sentimientos y pensamientos nos baja las defensas, disminuye las ganas de vivir o de seguir luchando y entonces se opta por dudar de la existencia del virus y relajar las medidas de prevención o perder la esperanza. Un enfermo sin esperanza, sin fe en lo que crea, se agrava más rápidamente que el que está luchando con todas sus fuerzas por salir adelante. Y esto es ante cualquier enfermedad.

Es importante mantener la calma, sé que una cosa es decirlo y otra es hacerlo pero es necesario por salud. Tienes que buscar la manera de mantenerte tranquilo, aquí te presento algunas sugerencias.

Si lograste conservar tu trabajo, agradece y en tu lugar de trabajo exagera las medidas de seguridad para que no resultes contagiado. Si estás trabajando desde tu casa, agradece, en lugar de quejarte por estar encerrado. Son muchas las familias que perdieron sus empleos y por ende su fuente de ingresos. Tú estás mejor, entonces agradece.

Si perdiste tu trabajo y no vives en un país de los que brindan ayuda a sus ciudadanos, no pierdas la calma, son muchas las familias que están generando ingresos con diferentes micronegocios, ventas de comida o productos que entregan a domicilio. Siempre habrá una solución.

Lo único que no tiene solución es la muerte. Por algo esta frase es un dicho popular.

Si estás en confinamiento busca qué hacer en tu casa. Aprovecha para vaciar los closets y escoger lo que ya no quieres para donarlo o venderlo, con lo que incluso ganarás un dinero extra. Ve cuarto por cuarto acomodando todo y deshazte de lo que ya no necesitas. La cocina es otro lugar que tiene más de lo que ocupamos usualmente, también ahí puedes hacer un gran trabajo que te ayudará a que cocines con más gusto.

Si tienes niños se que es difícil mantenerlos encerrados, saca los juegos de mesa y haz que conviva toda la familia. Esto será de mucho beneficio para todos.

Procura que no se invadan los espacios, algunos miembros de tu familia quieren leer y otros escuchar música. Por salud mental cada uno debe tener el derecho de hacer lo que le plazca, obviamente con las medidas de convivencia que tienen implementadas como familia.

Los tiempos de la escuela en línea fueron realmente estresantes para muchos padres, esperemos que para el próximo ciclo escolar las cosas hayan cambiado y los niños ya puedan asistir a la escuela. Si el tiempo está cerca y ves que esto no va a ser posible haz los arreglos necesarios en tu domicilio para que existan espacios para los niños y espacios para los adultos, y me refiero a espacios físicos y espacios en tiempos.

Los hombres pueden aprovechar para sacar a luz su faceta de "hombres de casa" y ayudar en los quehaceres además de hacer las reparaciones que son necesarias. Hoy en día es posible hacer muchas reparaciones consultando en YouTube. Es preferible que no dejes entrar personas extrañas en casa, si la reparación no la puedes hacer tú y puede esperar, mejor déjalo para después.

Este tiempo también es precioso para estudiar. Varias instituciones educativas están ofreciendo cursos en línea gratuitos. Puedes encontrar cursos, pláticas, webinars y mucho más en internet que te dará idea de lo que quieres hacer, y además muchos son gratuitos. Prepárate en algo de tu gusto y que te ayudará a generar ingresos a corto, mediano o largo plazo. Si tienes los medios para pagar un curso más completo habrás aprovechado este tiempo de confinamiento de la mejor manera.

Estudiar en época de confinamiento puede significar un cambio en tu vida.

Todos estamos propensos a contagiarnos, pero si nuestro estado de ánimo está decaído prácticamente nos estamos entregando a la enfermedad.

Por el contrario, hay muchos ejemplos de personas que al estar positivas han desarrollado ideas que surgieron por el confinamiento o que tenían desde tiempo atrás, e incluso han logrado un progreso en su situación financiera e incluso afectiva.

Nadie sabe quién va a sobrevivir a la enfermedad y quién sucumbirá, lo que es cierto es que si vivimos con un miedo irracional, con ansiedad o con la sensación de una amenaza latente, el sistema inmunológico se debilita y el riesgo de contagio o de una evolución grave de la enfermedad aumenta.

La meditación te ayudará a tranquilizar tu mente. Hay muchas maneras de meditar y canales gratuitos en internet para que la aprendas o la lleves a cabo en la compañía de quien está brindando ese servicio.

También podrás encontrar música en los diferentes canales de música y en YouTube que te ayudarán a dormir mejor, a tranquilizarte. Hay música para hacer ejercicio, para leer, para cocinar, para meditar. Solo búscala con estos nombres y encontrarás horas y más horas de relajación mental.

Toma en cuenta la premisa de que "de todo lo malo se puede sacar algo bueno". Hay que pensar que esto también pasará y aprender a aceptar lo que venga. Hay que ser positivos.

CAPÍTULO 5

Síntomas de la enfermedad

La mayoría de las personas presentan síntomas de leve a moderados y se recuperan en casa. También hay casos de personas que no presentan ningún tipo de sintomatología y que son diagnosticadas en estudios grupales o ya se les encuentra con anticuerpos para el virus, signo de que pudieron haber tenido la enfermedad. Así mismo, hay quienes desarrollan síntomas graves y deben ser hospitalizados.

Los síntomas son similares en niños y adultos.

Los síntomas más comunes, y más leves, son:

. Fiebre por arriba de 38.5 grados Celsius

. Cansancio

. Tos seca

Las personas creen que es una gripe común y la tratan como tal, en estos casos un acto peligroso es la automedicación que puede generar complicaciones, así como la falta de aislamiento por lo que pueden contagiar a otros. Hoy en día si tienes estos síntomas es preferible tratarte como si tuvieras el diagnóstico confirmado.

Otros síntomas menos comunes, o moderados, son:

. Dolor de cuerpo

. Dolor de garganta

. Dolor de cabeza

. Enrojecimiento de los ojos. Conjuntivitis. Ojos hinchados y llorosos.

. Diarrea

. Confusión mental

. Pérdida del sentido del olfato o del gusto.

. Rash cutáneo. Sarpullido

. Dedos de las manos y pies con pérdida de coloración.

Los síntomas graves son:

. Opresión en el pecho

. Dificultad para respirar, respiración rápida o sensación de ahogo, de falta de aire

. Dificultad para hablar

. Labios con un color azulado que denotan falta de oxígeno

. Debilidad, no se pueden mantener en pie, paciente en cama

Ante los síntomas leves la atención debe ser en casa, se sugiere llamar a tu médico para recibir instrucciones al respecto. Es recomendable que te aísles y NO TE AUTOMEDIQUES.

Ante los síntomas graves se requiere atención médica de inmediato.

Si fuiste contagiado los síntomas aparecen aproximadamente de 5 a 14 días después. Puedes ser de los afortunados que solo presentan síntomas leves hasta su recuperación. En esta etapa es recomendable no acudir directamente a centros hospitalarios ya que en los hospitales hay más riesgo de infección y por tanto el riesgo de complicaciones es mayor, primero acude con tu médico o llámale para que te valore vía telefónica y te de instrucciones.

Si tienes síntomas leves es mejor quedarte en casa con medidas de aislamiento y utilizar remedios caseros para bajar la fiebre. Debes estar al pendiente de los cambios que se vayan presentando. Se recomiendan los baños de agua templada y el uso de paracetamol para bajar la temperatura. De preferencia el uso de medicamentos debe ser por indicación médica ya que existen personas alérgicas al paracetamol.

No se recomienda ningún otro medicamento para bajar la fiebre.

Alrededor de un 1 a un 5%, es decir 1 a 5 personas de cada 100 contagiados desarrolla complicaciones graves, con dificultad respiratoria, infecciones agregadas y trombosis (coágulos en la sangre).

Como ya habíamos mencionado, las personas con antecedentes médicos previos y los ancianos tienen mayores probabilidades de desarrollar síntomas graves, complicaciones e incluso la muerte.

Sin embargo, se han visto casos graves en personas jóvenes sin antecedentes médicos previos. Por eso debemos cuidarnos todos.

Las personas que se recuperan de la infección generalmente quedan con algunos síntomas. Los principales síntomas reportados son cansancio, dolor de cabeza, desorientación, visión borrosa, pérdida del apetito, debilidad, dolor en grupos musculares como cuello, brazos, piernas. Y algunas personas también refieren nerviosismo o miedo.

Es un proceso por el que hay que pasar hasta que el cuerpo se recupere por completo. El tiempo de recuperación no es conocido, ya que así como hay muchos pacientes que se han recuperado satisfactoriamente, otros se encuentran en proceso. Esta enfermedad es reciente entonces no se sabe con exactitud cuanto tiempo puede llevar la recuperación total e incluso se desconoce si en algunos pudieran quedar secuelas (daños temporales o permanentes ocasionados por la enfermedad).

CAPÍTULO 6

Formas de propagación del virus

Para entender la importancia de las medidas de prevención es importante conocer primero las formas en que se propaga el virus, de esta manera te será muy claro cómo puedes protegerte.

El virus viaja en las gotas de saliva de los pacientes enfermos, de ahí que al hablar, estornudar o toser propagan las gotitas de saliva que caen en todo lo que se encuentre a su alrededor, sean personas o cosas.

No hay contagio a través de la piel, es a través de las mucosas, principalmente ojos, nariz y boca. Si te tocas la cara después de haber tenido contacto con algún objeto o superficie contaminada es posible el contagio.

Se considera una distancia prudente de 1.5 a 2 metros para que esas gotitas de saliva no lleguen a otras personas.

En lugares cerrados con o sin aire acondicionado o mal ventilados, el virus puede viajar a mayor distancia en partículas flotantes, siendo más fácil el contagio a más personas.

El contacto puede ser directo con otra persona por medio de besos, abrazos o saludos de mano.

Otra forma de contagio es al tocar superficies u objetos contaminados. En el trabajo pueden ser las perillas de las puertas, la computadora, el teclado, el ratón, el escritorio, la estantería, los mostradores de atención a clientes, el dinero.

Las personas sin síntomas también pueden propagar el virus, de ahí la importancia de cuidarse de todo y de todos.

En casa pueden ser las perillas de las puertas, el contacto con personal que llega a entregar pedidos, la ropa contaminada de cuando saliste a la calle, el piso y en general todas las superficies.

El estar en grupos grandes de personas es una de las formas más frecuentes de contagio. Pueden ser iglesias, eventos deportivos, reuniones, fiestas, playa, parques, museos, conciertos, velatorios y más.

También te puedes contagiar en el transporte público al estar cerca de otras personas o al tocar los pasamanos, que previamente recibieron gotitas de saliva de algún enfermo que estornudó o tosió sin las medidas precautorias. Si después te llevas las manos a la cara o te tocas la boca, la nariz o los ojos, te puedes contagiar.

El virus puede sobrevivir en superficies metálicas o de plástico hasta 3 días y en cartón un día.

Debemos tener cuidado con el manejo del dinero. Si una persona infectada estornuda, tose o habla y las gotitas de saliva caen en los billetes o monedas, el virus puede conservarse ahí durante varias horas e incluso días. Si lo tocas y después tocas tu cara puedes contagiarte.

Los animales de compañía, las mascotas, los caballos, cerdos (ya que algunos los tienen como mascotas), y en general los animales con los que podemos tener contacto, han sido objeto de discusión ya que algunos estudios indican que no hay evidencia de que puedas infectarte a través del contacto con animales de compañía, pero también se han encontrado animales con el virus. De hecho hay indicios de que las personas podemos contagiar a los animales, pero aún no hay investigaciones con resultados determinantes.

No se transmite por picadura de mosquitos, recuerda solo se transmite por el contacto con una persona infectada a través de las gotitas de saliva.

CAPÍTULO 7

Las pruebas de diagnóstico y pruebas de anticuerpos

Si está a tu alcance y tienes síntomas parecidos a la infección por coronavirus, hazte la prueba, es muy sencilla solo introducen un hisopo en tu nariz, es un palito de madera con algodón en la punta. Acude a laboratorios certificados para realizar la prueba. Los resultados los entregan en el tiempo disponible en tu lugar de residencia.

Esto te dará la certeza del diagnóstico, sin embargo, se han presentado casos de falsos negativos que resultan positivos hasta la segunda o tercera muestra. El resultado también puede salir negativo si la muestra es tomada al principio de la enfermedad.

Las pruebas de anticuerpos indican si la persona ya padeció la enfermedad. Su sistema inmunológico, sus defensas, crearon anticuerpos como resultado de la batalla entre las defensas y el virus.

Estas pruebas pueden tener resultado positivo cuando se detecta que el paciente ya tiene anticuerpos por la infección ocasionada por el COVID-19, pero también existe la posibilidad de un resultado positivo por tener anticuerpos por una infección antigua ocasionada por un virus de la misma familia del coronavirus, como el que causa el resfriado común.

Como ves no es muy alentador realizarse las pruebas, sin embargo, de resultar positivo estarás más alerta en cuanto a la observación de la evolución de los síntomas y el cuidado de las personas cercanas a ti.

Si el resultado es negativo de cualquier forma no bajes la guardia.

CAPÍTULO 8

Medidas de prevención

La mejor medida de prevención sería la aplicación de la vacuna, pero esto está en proceso y puede llevar un tiempo largo para contar con una vacuna segura y efectiva.

Debemos tener conciencia de que no sólo se trata de que cada uno tome medidas para prevenir el contagio, también se trata de tomar medidas para no contagiar a otros, ya sea porque sabemos que tenemos la enfermedad o porque sabemos que podemos estar enfermos y ser asintomáticos.

Entonces,

Debo cuidarme yo pero también debo cuidar a los demás.

Hay una triada que se ha difundido mucho:

Lavado de manos, uso de cubrebocas y la sana distancia.

Lavarse las manos con agua y jabón durante al menos 20 segundos. Imagina que tienes las manos llenas de lodo o pintura y tienes que limpiar cada rincón de tus manos, incluso debajo de tus uñas. De preferencia extiende el lavado a los antebrazos.

Lavarse las manos con frecuencia y después de haber tocado superficies que pudieran estar contaminadas.

Si no estás en lugar adecuado para lavarte las manos usa alcohol en gel que contenga al menos 60% de alcohol, revisa las etiquetas. Funcionan los geles que traen agregados como el aloe vera, solo fíjate que tenga un mínimo de 60% de alcohol.

Cubre tu boca y nariz al toser o estornudar, puedes hacerlo en el pliegue de tu codo.

Procura estar al menos a una distancia de 1.5 a 2 metros de otras personas.

Respeta los señalamientos de sana distancia que se encuentran en casi todos los establecimientos, supermercados, bancos.

Evita tocar tu cara, ojos, nariz y boca. Esto suena sencillo pero es una costumbre muy arraigada, incluso lo hacemos sin darnos cuenta. Toma conciencia de esto para que te sea más fácil evitar tocarte. Incluso al portar cubrebocas es común ver a la gente tocándolo frecuentemente, esto no debe ser, colócalo de forma correcta cubriendo nariz y boca, ajústalo y recuerda no volverlo a tocar. La parte externa del cubrebocas podría estar contaminada.

Hay discusión en relación al uso de cubrebocas, sin embargo estarás más protegido y protegerás a los demás. El nivel de protección aumenta considerablemente cuando todos traen cubrebocas. De esta manera al hablar o toser tus gotitas de saliva quedarán en tu cubrebocas, lo mismo para las personas que tienes cerca.

No es conveniente el uso de cubrebocas en niños menores de 2 años debido al riesgo de asfixia. Para ellos puedes usar caretas, de cualquier manera deben tener supervisión.

Igualmente no es conveniente el uso de cubrebocas en personas que no puedan valerse por sí mismas, a menos que tengan supervisión.

Siempre que salgas de casa lleva tu cubrebocas, no es necesario usarlo dentro del auto si vas solo o con personas que viven contigo. Al entrar al lugar al que te diriges ponte tu cubrebocas.

Limpia todas las superficies con desinfectantes a base de alcohol o cloro, o con desinfectantes comerciales.

Puedes hacer un desinfectante con cloro, en un litro de agua pones dos cucharadas de cloro, esto lo pones en un atomizador opaco u oscuro ya que en botes transparentes pierde su efectividad. De preferencia hacer la solución todos los días para asegurar su efectividad.

Evita compartir platos o vasos con personas que no vivan contigo.

Cuando te encuentres con amigos o te presenten a alguien dile NO al saludo de mano y a los abrazos y besos. Además, conserva la distancia.

Los paquetes o sobres que recibes en tu casa fueron tocados por la persona que los entrega e incluso por varios más en el proceso de almacenamiento y despacho. Lo mismo para los paquetes en caja.

Al recibir paquetería o sobres en tu casa, quita la bolsa exterior, no toques el sobre o producto que viene dentro, tira la bolsa al bote de basura con tapa e inmediatamente lávate las manos. Después será seguro tocar el contenido del paquete.

Si el paquete viene en caja quita los sellos, abre la caja e inmediatamente te lavas las manos. Ya puedes sacar el producto, evitando tocar la parte exterior de la caja. La caja la desechas y te vuelves a lavar las manos. Suena exagerado pero más vale exagerar.

Al sacar de las bolsas los productos que compraste en el supermercado, lava con agua y jabon las latas y rocía con desinfectante todos los empaques. Hoy en día se usan bolsas reciclables para el supermercado, lávalas con agua y jabón cada vez que regreses de tus compras. Despues lava bien tus manos y antebrazos.

Si usas lentes lávalos con frecuencia con agua y jabón, principalmente después de haber estado en un lugar público.

Al llegar a casa deja los zapatos en la entrada, o puedes usar los tapetes sanitizantes que están a la venta, o puedes poner una tela absorbente rociada en abundancia con la solución de cloro o con desinfectante. Frotas tus zapatos en el tapete y ya puedes entrar a casa. Cambia tu ropa, pon la ropa sucia en un bote con tapa. Lava tus manos y antebrazos y tu cara, lava tus lentes y de preferencia bañate.

Si usas lentes de contacto. Para colocarlos realiza el procedimiento sobre una superficie que hayas limpiado previamente con desinfectante. Para tus lentes usa siempre las soluciones preparadas especialmente para la limpieza y desinfección de lentes de contacto y su estuche.

Si estuviste en contacto con una persona que tiene la infección por el virus está atento a los síntomas que pudieran presentarse, monitoriza tu temperatura diariamente. Recuerda que el periodo de incubación del virus es de 5 a 14 días. Mantén la calma.

Las instituciones internacionales de salud ya abrieron la posibilidad de reuniones de no más de 50 personas, de cualquier modo procura evitarlas.

Evita lugares con aglomeraciones como son las iglesias, los parques, los cines, conciertos, eventos deportivos. Ya vendrán tiempos mejores en que podamos reunirnos con total libertad.

Evita asistir a funerales, independientemente de la causa de muerte. Puede haber familiares del fallecido que estén contagiados e incluso algunos asintomáticos. De cualquier forma estamos en tiempos de evitar aglomeraciones y reuniones. Es triste no poder acompañar en este trance a las personas que estimamos, solo piensa que no es egoísmo el cuidar de ti y de los tuyos.

En relación a los restaurantes asegúrate que están siguiendo las medidas de seguridad indicadas por los gobiernos. El virus no se transmite directamente por la comida pero sí puede encontrarse en las superficies, en los cubiertos, platos y vasos. En estos momentos acudir a los restaurantes es un mero acto de confianza.

Existen personas que se sienten apenadas al llevar a cabo todas estas medidas de prevención y terminan haciendo lo que otros les dictan. Estas medidas son para tu protección y la de tus seres queridos, respétate y respeta a los demás. Tú ya sabes que es importante tomar acción para protegerte, si los demás no lo quieren hacer, platica con ellos, intenta convencerlos, si no lo logras al menos tú protégete.

La servidumbre.

Quien tiene la fortuna de tener personal que ayude en casa estará ante un dilema. Debes pensar que esa persona llega a tu casa en un autobús colectivo o algún medio de transporte similar. El riesgo de contagio en los colectivos es muy alto y esa persona está entrando a tu casa e interactuando con la familia. Además, no sabes si alguien de su familia está enfermo.

El personal que ayuda en casa ha sido el motivo de contagio de muchas familias.

Aquí hay dos opciones: la primera es que te abstengas de recibir la ayuda de tu empleada o empleados. La segunda es que estén dispuestos a quedarse en casa en confinamiento con tu familia. Se que es difícil pero se dan casos en que así se han resuelto las cosas.

Ha sido muy frecuente el caso de quien tiene personal de enfermería de forma permanente para el cuidado de un enfermo o adulto mayor, pídele que haga el confinamiento en tu casa. Dale un día libre, será un riesgo, pero menor a si entra y sale todos los días.

Si decides no contar con la ayuda para evitar riesgos y te encuentras en posibilidad de hacerlo, no le cortes su pago, quizá hazle un pago menor tomando en cuenta que no gastará en transporte, pero remunera a tu personal, con esto lo tendrás de regreso cuando la contingencia termine y además habrás contribuido a que la economía no colapse. Es una mera sugerencia.

CAPÍTULO 9

Qué hacer en caso de contagio. Aislamiento del enfermo en casa

Si alguien en casa muestra síntomas es mejor asumir que tiene la infección. Si tienes las posibilidades económicas puedes acudir a algún laboratorio que tenga la prueba, si resulta positivo, el diagnóstico es claro. Si resulta negativo de cualquier manera no te puedes confiar. Recuerda que se dan falsos negativos cuando la enfermedad está en sus inicios. De ahí que es mejor asumir que el paciente está infectado. Su evolución te dará la pauta para tomar otras decisiones.

Si alguno de los miembros de la familia o personas que viven en casa presenta síntomas debe permanecer aislado. Aunque no se tenga el diagnóstico confirmado debe estar aislado.

Debemos evitar que las demás personas que viven en casa se contagien.

Hagan una reunión familiar para determinar la dinámica que se llevará en casa, designar a una persona sana y responsable que es quien se hará cargo del enfermo, solo una persona.

Debe determinarse qué lugar de la casa ocupará el enfermo, si es posible es mejor que esté aislado en un cuarto con baño. Si no se tiene esta posibilidad, el enfermo debe tener su cama y sus cosas de uso personal en una parte aislada de la casa y deben determinarse los límites que no cruzarán ni el enfermo ni las demás personas que viven en casa.

Si tienes un médico que usualmente atiende a la familia y esté disponible incluso para visitas a domicilio, ponte en contacto para que sepa que podrás hablarle incluso fuera de horarios de atención.

De no tener un médico de confianza investiga y establece contacto con algún médico para que tengas a quien acudir en caso de dudas y para que te de las instrucciones para el uso de los medicamentos adecuados para tu enfermo y otras medidas que se requieran, incluso el contacto con algún hospital.

Cada persona es diferente, algunos tienen antecedentes de enfermedades previas, otros pueden ser alérgicos a algún medicamento o alimento y además la evolución de la enfermedad y de los síntomas es diferente de una persona a otra. De ahí la necesidad de tener el apoyo de un médico.

Establece contacto con familiares, amigos o vecinos, es de mucha ayuda contar con personas que te puedan apoyar en lo que necesites como son las compras o el posible traslado del enfermo al hospital. Es importante que desde antes sepas a quién acudir en caso de necesidad.

Ten cuidado con los consejos o sugerencias que recibas de personas que ya han pasado por la enfermedad, esto incluye la información que recibes por las redes sociales y noticias. Lo que a uno le funciona puede no funcionarle a otro y puedes recibir información que te lleve a tomar decisiones que dañen a tu familiar enfermo.

Es importante que conozcas los posibles síntomas que puede presentar tu familiar enfermo. La guía de síntomas que te di en un capítulo anterior te va a ayudar.

En el cuarto del enfermo o en el área designada para su aislamiento debes contar con:

. Termómetro

. Toallitas desinfectantes

. Guantes desechables

. Papel de cocina, del que viene en rollo, o trozos de tela para la limpieza.

. Soluciones para desinfectar

. Un clavo o colgador en la puerta del cuarto, por dentro para que el cuidador cuelgue su bata al salir.

. Un bote de basura con tapa.

. Un bote para la ropa sucia con tapa.

. Oxímetro.

Si cuentas con las posibilidades de adquirir un oxímetro puede ser útil ya que te muestra los niveles de oxígeno en la sangre, es decir, te muestra si el enfermo está respirando adecuadamente y por tanto llevando la suficiente cantidad de oxígeno a sus pulmones.

El enfermo puede tener sus artículos personales para entretenimiento como celular, tableta, libros. Artículos que no deben ser tocados por los demás miembros de la familia.

En el caso de que el enfermo esté en su propio cuarto y vivas en un lugar caluroso puede hacer uso de ventilador en baja velocidad o aire acondicionado con temperatura por arriba de los 24 grados Celsius.

En el caso de que el enfermo se encuentre en una parte aislada de la casa debe evitarse el uso de ventilador por la posible propagación del virus por el aire. Ayúdale abriendo ventanas.

Da apoyo emocional al paciente, incluso lo necesitan también los familiares sanos ya que esta situación suele ser estresante para todos.

Si el baño es compartido deben desinfectarse todas las superficies, manijas de las puertas, lavabo, inodoro, área de regadera y piso cada vez que salga el enfermo para evitar que otros miembros de la casa puedan resultar contagiados al tocar alguna superficie.

El enfermo debe tener sus propias toallas, jabón, papel higiénico, todos sus artículos de baño, estos deben encontrarse en el área asignada para el enfermo que los llevará al baño para su uso.

Al tener baño compartido, los artículos de baño de las personas sanas deben estar fuera del baño y llevarse sólo para su uso devolviéndolos a lugares apartados del enfermo.

Si el enfermo está en un cuarto aislado no hay necesidad que use cubrebocas, solo en los momentos en que la persona que le ayuda esté dentro del cuarto.

Si el enfermo no cuenta con su propio cuarto es preferible que todos en la casa usen cubrebocas.

El enfermo no debe salir de su cuarto hacia las áreas comunes, debe mantenerse alejado del resto de los familiares en casa.

Los utensilios utilizados para comer deben lavarse aparte, con agua y jabón, de preferencia agua caliente y con el uso de guantes y cubrebocas. Déjense en un lugar aparte. Lavarse las manos y antebrazos después de quitarse los guantes. Al momento de estar lavando estos utensilios, pueden saltar gotitas de agua hasta tu cara, de ahí que se recomiende el uso de cobrebocas.

Aislar todos sus implementos para comida como platos, vasos y cubiertos y **atenderlo con cubrebocas, careta, bata y guantes.**

Entra el familiar al cuarto, le deja al enfermo su comida o le ayuda a comer, le ayuda con el aseo y a ir al baño. De permanecer más tiempo con el enfermo, guardar una distancia de al menos 1.5 a 2 metros.

Controlar la fiebre de acuerdo a las instrucciones de su médico, el medicamento aceptado para bajar la temperatura es el paracetamol, ningún otro medicamento de uso común. De cualquier manera no es bueno automedicarse ya que puedes ser alérgico al paracetamol. Tu médico conoce tu historia clínica y te dará la mejor opción.

En caso de que el enfermo tenga flemas, que no es lo común, puede servir un vaporizador comercial, de los que venden en los supermercados. Evita agregar hierbas o sustancias como el vaporub. El solo vapor ayuda a que fluidifiquen las flemas. El vaporub puede ocasionar sensación de ahogo y problemas mayores, de ahí que tampoco es bueno aplicarlo en el pecho como es común hacerlo con un familiar resfriado.

Observa al enfermo para buscar cambios en la respiración o aparición de nuevos síntomas que debe informar a su médico. Obsérvalo mientras platica o está haciendo alguna actividad, busca si tiene síntomas de dificultad respiratoria (la respiración es más rápida de lo normal o entrecortada o realiza esfuerzo para introducir el aire a sus pulmones). Hay enfermos que tienden a mentir por el temor de que los lleven al hospital. Por eso debes estar alerta.

Mantener al enfermo hidratado con agua simple o agua de frutas, de preferencia a temperatura ambiente.

La alimentación del enfermo debe ser ligera y lo más natural posible, en cantidad que le permita saciarse.

El baño debe ser diario ya sea en regadera o en cama si se siente débil y no le es posible levantarse. El baño de regadera es preferible hacerlo con el enfermo sentado en una silla y con ayuda. El baño en cama se realiza con esponja, jabón y lienzos húmedos para quitar los residuos. El cabello puedes lavarlo cada dos días acomodando una bandeja por debajo de su cabeza, utilizando shampoo.

Debe realizarse cambio de ropa de cama diariamente. Esta ropa debe colocarse en un bote con tapa, es lo mismo para su ropa sucia. Esa ropa debe lavarse usando guantes y cubreboca. Lava la ropa del enfermo aparte de la de los demás miembros de la familia. NO SACUDAS LA ROPA SUCIA, esto minimizará la dispersión del virus por el aire. Lava con el detergente habitual y agua caliente o secado en secadora o al sol. Al terminar de lavar la ropa te quitas los guantes, los tiras en un bote con tapa y procedes a lavarte las manos, extiende el lavado a los antebrazos.

Te preguntarás por qué el baño y el cambio de ropa y de ropa de cama debe ser diario. Esta es la explicación:

Hay un factor que se denomina carga viral. Esto es, la cantidad de virus que entra a tu cuerpo. El virus se replica, se multiplica, dentro de nuestro cuerpo. A

mayor cantidad de virus recibido, es decir, a mayor carga viral, la probabilidad de gravedad es mayor y el paciente es más contagioso.

Esta es la causa de que el personal médico y administrativo de los hospitales están enfermando más y con mayor gravedad porque al haber varios pacientes contagiados dentro de los hospitales, la carga viral es mayor.

El enfermo despide los virus a través de la tos, el estornudo o al hablar, estos virus están en sus ropas y dentro del cuarto y vuelven a ingresar a su cuerpo, es decir, cada vez podría tener más carga viral, es por esto que debe bañarse y cambiar su ropa y la de su cama todos los días. Y también desinfectar diariamente todas las superficies del cuarto del enfermo con solución de alcohol o cloro o productos desinfectantes comerciales.

Cuando hay una carga viral alta, el sistema inmunológico, las defensas, batallan más para combatir todos estos virus. De ahí que incluso una persona sana pueda evolucionar hacia la gravedad y muerte.

Si a una carga viral alta le agregamos el antecedente de las enfermedades que tenía desde antes, la probabilidad de gravedad es mayor.

El que cuida al enfermo antes de salir del cuarto se quita los guantes y los tira en un bote con tapa. Se quita la bata y la cuelga cerca de la puerta, dentro del cuarto, para volver a ser utilizada. Esta bata debe lavarse diariamente con jabón y agua caliente, secarla al sol o en secadora. Sale del cuarto y se lava perfectamente las manos y los antebrazos con agua y jabón y/o un desinfectante con alcohol.

Es menester comprar cubrebocas desechables por caja o al menos tener varios cubrebocas lavables. Lavar el cubrebocas con agua y jabón y dejar secar al sol.

Por muy leves que sean los síntomas puede transmitir el virus. Es por esto que ante un posible enfermo en casa hay que llevar a cabo todas estas medidas para evitar que enferme a la familia. Es complicado el tratamiento de estos casos cuando hay más miembros de la familia contagiados.

Si tienes más de un enfermo en casa y es posible que cada uno se aísle en su propio cuarto, mucho mejor. De no ser así deben llevarse las medidas de aislamiento con todos los miembros de la casa, todos portando sus cubrebocas y dejar los utensilios usados por los enfermos en lugar aparte.

A la fecha no se conoce el tiempo en que las personas todavía son contagiosas aún después de que se hayan recuperado. Entonces si se comprueba el diagnóstico por medio de una prueba, incluso cuando ya no tenga síntomas, continúe aislado por al menos otros 14 días para protección de quienes viven en la misma casa.

Procura mantener comunicación con el enfermo, puede ser por medio de videollamadas y darle ánimos, el enfermo lo necesita para mantenerse positivo.

Si se observan nuevos síntomas o inicia la dificultad respiratoria, habla a tu médico DE INMEDIATO para que te indique a qué centro hospitalario llevarlo. Es muy importante no pretender atender al enfermo grave en casa. Suena ilógico que alguien haga esto, sin embargo hay muchas personas que esperan hasta que su familiar está grave para llevarlo al hospital y por esta razón han muerto en su casa o en trayecto.

Las complicaciones graves pueden desarrollarse en pocas horas por lo que hay que estar pendientes del enfermo y ante cualquier cambio llamar al médico o llevarlo al hospital.

No permitas visitas al enfermo. Es protección para las visitas y también para el paciente ya que sus defensas están ocupadas combatiendo al virus y entonces podrían complicarse por el contagio de alguna otra infección por hongos o bacterias.

Se recomienda que las personas enfermas eviten el contacto con animales de compañía, o al menos lo limiten. Como te había mencionado antes no hay datos determinantes pero se han presentado casos de animales con el virus causante de la pandemia, razón por la cual los investigadores sugieren lavarse las manos después de tocar a los animales y evitar besarlos o dejar que nos laman.

Si estás al cuidado de un enfermo también requieres atención especial, no olvides comer, dormir lo suficiente y cuidarte. Extrema precauciones al momento de estar en el cuarto del enfermo.

CAPÍTULO 10

Diferentes tipos de cubrebocas

También se les llama mascarillas y las hay de diferentes tipos.

Su uso es obligatorio en muchos países y debería serlo en todos, para poder ingresar a tiendas de autoservicio, transporte público y en general en cualquier espacio público cerrado.

Es importante protegerte al estar en cualquier lugar si no se puede asegurar la distancia mínima permitida entre una persona y otra.

Al parecer la medida del uso del cubrebocas estará vigente por mucho tiempo, e iremos avanzando hacia la normalidad de su uso con la concientización de la gente y el apoyo de los gobiernos.

Las mascarillas que usan los médicos y el personal de salud son diferentes a las que usa la mayoría de la gente para hacer sus actividades diarias.

Las mascarillas N95 y equivalentes son las de uso médico y tienen la capacidad de filtrar el 95% de las partículas que hay en el ambiente. Se ajustan perfectamente a la nariz y boca y las hay de diferentes tamaños. Al estar bien ajustadas tienen un mínimo de fugas. En los hospitales tienen protocolos para el uso y desecho de estas mascarillas ya que el personal médico y de salud es el que está más expuesto al contagio.

Se recomienda que este tipo de mascarillas no las use el público en general para evitar la escasez. Además, el procedimiento correcto para lavarlas es complicado ya que se requiere de calor alto, de preferencia con el uso de horno o calentarlos al vapor con agua hirviendo. Incluso pueden perder su forma y no ajustarse adecuadamente después del lavado.

Vamos a enfocarnos en el tipo de mascarillas para uso de las personas en general.

Las hay de un solo uso, y se deben desechar cuando se humedecen, un ejemplo son las mascarillas quirúrgicas. Su duración máxima es de 4 horas. Al sacarla de la bolsa, toma los elásticos y colócalos detrás de las orejas, procura no tocar la parte que quedará en contacto con tu nariz y boca. Al quitártela tómala por los elásticos, procura no tocar la parte exterior que pudiera estar contaminada, tírala en bote de basura con tapa o dentro de una bolsa sellada.

Para ponerte otro cubrebocas, lava primero tus manos con agua y jabón.

Hay mascarillas con filtro, para lavarlas se deben seguir las medidas indicadas por el fabricante que vienen descritas en la caja. Este tipo de mascarillas es lavable pero los filtros deben cambiarse.

Las mascarillas de neopreno son lavables con agua caliente y jabón y dejarlas secar al sol.

Las mascarillas de tela son las menos seguras, deben contar con filtros entre cada capa para mejorar su nivel de protección. De igual forma son lavables pero debe cambiarse el filtro.

Las personas que llevan lentes deben usar mascarillas que se ajusten a la nariz para evitar la salida del aire y que se empañen los lentes y con esto evitar el estarse tocando continuamente los lentes o los ojos.

Quienes usan barba están más expuestos ya que el virus puede alojarse en los pelos de la barba y además el cubrebocas no les ajusta adecuadamente. Piénsalo, quizá es momento de cambiar tu look.

Han salido al mercado infinidad de modelos de mascarillas, algunas de ellas incluso elaboradas con tela y filtros de papel secante de cocina. Si bien es cierto que no te ofrecen una protección muy alta, es mejor eso que nada. No te decantes por las más bonitas, escoge las que vengan con doble capa de tela y filtro para aumentar tu protección.

De este tipo de mascarillas debes tener varias para que las laves después de una salida al supermercado o después de una jornada laboral. Incluso estando en tu trabajo es conveniente que la cambies a mitad de la jornada. Guárdala en una bolsa sellada y llegando a casa la puedes lavar. No es conveniente volver a usar la misma mascarilla una vez que te la has quitado.

CAPÍTULO 11

Remedios caseros y medicamentos

Mitos y realidades en relación a **remedios caseros**: En internet puedes encontrar gran variedad de remedios que prometen curar o prevenir la infección por coronavirus.

De algunos de estos remedios ya han dado su opinión las instituciones internacionales de salud. A modo de resumen te enumero algunos de ellos:

. Se sugiere tomar café. El café ni cura ni previene la infección por coronavirus. FALSO

. El uso de la sal. Esto es un peligro ya que sugieren agregar sal a los alimentos y esto puede elevar la presión arterial. También se sugiere hacer gárgaras de agua con sal. FALSO

. Infusiones o tés. No están avalados y pueden contener ingredientes que provoquen alergias. Debes tener cuidado de no agregar hierbas que no hayas probado antes ya que es común que algunas personas tengan alergia hacia algún tipo de hierba.

Los tés pueden aliviar los síntomas leves de la enfermedad. Se habla de tés elaborados con ingredientes como canela, ajo, jugo de limón, jengibre, hierba de San Juan, cebolla morada, té verde, manzanilla, diente de león, miel de abeja, todo esto en diferentes combinaciones. Yo le agregaría hojas de eucalipto para ayudar a la fluidez de la mucosidad.

Estos productos naturales pueden aportar un efecto reconfortante o relajante al enfermo por lo que no seré tajante en cuanto a su uso, pero **NINGUNO PREVIENE O CURA LA ENFERMEDAD**. De tomarlos solo puede ser de una a dos tazas por día, siempre y cuando la infusión se haya hecho con cantidades pequeñas de cada ingrediente. **RECOMENDADO A DISCRECIÓN.**

. Bebidas calientes. FALSO

. Rociar el cuerpo con alcohol o cloro. Esto es un FALSO. NO, NO Y NO. Este remedio puede ser muy peligroso y puedes dañar tus mucosas de los ojos, boca, la piel. El alcohol y el cloro solo sirven para desinfectar las superficies y objetos de uso común, las manijas de las puertas y todo lo que podemos tocar.

. Dióxido de cloro. Ninguna institución de salud lo reconoce como medicamento, ni lo avala para su uso en esta enfermedad ni en ninguna otra. Esta sustancia tiene efectos secundarios peligrosos, es una solución que se usa como blanqueador y para descontaminar superficies industriales. Es como si estuvieras tomando cloro diluído con las consecuencias que sabes que eso tiene. No debe ingerirse. Desafortunadamente su uso está siendo muy común en pacientes con COVID-19 y se han presentado casos con efectos secundarios graves. **NO DEBES TOMARLO.**

. Gárgaras con bicarbonato. No previene ni cura la infección. FALSO

. Tomar vino. No previene ni cura la infección. FALSO. Pero una copita de vino tinto al día mejora tu sistema cardiovascular y tu estado de ánimo.

. En Indonesia elaboran una bebida a base de tamarindo, cúrcuma, jengibre y azúcar, con lo que dicen disminuye la presión arterial y se fortalece el sistema inmunológico. Esta bebida se llama Jamu y es tradicional en ese país. Es un remedio bueno por las propiedades de todos los ingredientes, yo le quitaría el azúcar y lo endulzaría con miel de abeja. De cualquier manera es FALSO que prevenga o cure la infección por coronavirus.

. En países asiáticos se usan los llamados remedios para generar calor en el cuerpo argumentado en que aumenta la función del sistema inmunológico. Lo hacen a base de sake que es una bebida alcohólica y yema de huevo. Es un remedio tradicional que si bien podría aumentar las defensas como ellos aseguran, esto solo sería una ayuda pero NO PREVIENE NI CURA LA INFECCIÓN.

. Frutas y vegetales. El consumo de vegetales ayuda a mejorar el sistema inmunológico, así también los cítricos como la naranja, el limón y los pomelos. Debemos consumirlos pero NO PREVIENEN NI CURAN LA INFECCIÓN.

. Cannabis. Tiene muchas propiedades, de hecho hay estudios que reportan beneficios con un tipo de cannabis, pero no es la de uso común. Y dichos estudios no tienen resultados finales. No es tiempo de determinar si puede ayudar contra el virus. Entonces es preferible evitarla.

Los remedios naturales han sido utilizados por generaciones, de hecho con éxito en múltiples enfermedades, siendo la única opción en los países más pobres del planeta. Existen investigaciones al respecto de la medicina tradicional para el combatir a este virus, sin embargo, al ser esta una enfermedad de reciente aparición, todavía no hay estudios que avalen el uso de remedios ancestrales para su tratamiento.

Debemos ser muy cuidadosos si decidimos implementar este tipo de tratamientos ya que pueden tener efectos adversos. Cada organismo reacciona diferente ante algo extraño y un enfermo por coronavirus se encuentra débil, si a esto le agregamos algo que le haga daño puede tener consecuencias fatales.

Medicamentos:

El uso de medicamentos como la hidroxicloroquina, la azitromicina, la ivermectina y otros están siendo estudiados como una oportunidad ante el virus. Sin embargo no están avalados por las sociedades médicas ya que se encuentran en estudio para verificar la eficacia contra el virus y para determinar los efectos adversos que pudieran empeorar el estado del enfermo.

No deben consumirse estos medicamentos, ni otros, sin prescripción médica, de hecho, al momento todos los medicamentos usados en el tratamiento de la infección por coronavirus y sus complicaciones, solo son de uso hospitalario.

RECUERDA, NO A LA AUTOMEDICACIÓN.

CAPÍTULO 12

Cómo se trata a un fallecido

Las normas hospitalarias indican que el fallecido por esta enfermedad debe ser trasladado a la morgue en una bolsa especial para evitar el contagio de todos los que manipulan el cuerpo.

De hecho no permiten acercarse a los familiares debido a que todavía existe el riesgo de contagio. Es preferible no tocar al fallecido, aunque también es comprensible el deseo de abrazos o de sostener su mano, lo cual seguramente no te permitirán.

Se han dado casos de violencia suscitada entre familiares y médicos o personal de enfermería al establecerse estas medidas radicales para el trato de los fallecidos. Debemos comprender que lo que se está haciendo es disminuir el riesgo de contagio.

Nadie quisiera pasar por esto pero es muy importante que se respeten estas medidas de prevención para evitar más contagios. En estos casos están involucrados médicos, personal de enfermería e intendencia, personal administrativo y familiares. Si se permitiera romper estas reglas se pondría en riesgo a mucha gente.

Puedes recuperar las pertenencias de tu ser querido para lo que debes usar guantes y llevar a cabo las medidas de desinfección.

Si el enfermo fallece en casa debe darse aviso a las autoridades sanitarias locales que acuden al domicilio, colocan al fallecido en la bolsa especial y sanitizan el lugar, además deben establecer lo que se llama un cerco sanitario, esto es determinar si hay más personas contagiadas en el domicilio y alrededores.

Conclusión

Espero que esta lectura sea de ayuda para ti y tus seres queridos, que haya solventado tus dudas y que te sientas más capacitado para sobrellevar estos tiempos de pandemia.

Cuídate y cuida de los tuyos. Ponte en acción para llevar a cabo lo que aprendiste y espero de todo corazón que seas de los que cuenten dentro de algunos años las historias y anécdotas de la pandemia del 2020.

Si tienes alguna duda o comentario, envíame un correo a sentirqueblog@gmail.com

Suscríbete al blog:

Sentir Que Tu Blog en:

www.sentirque.com

84

Acerca del autor.

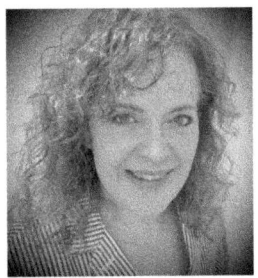

La Dra. Leticia L. López somo suele firmar en sus libros, es médico de profesión y apasionada de la comunicación, el estudio de la mente humana, la escritura y la pintura.

Ha colaborado con diferentes revistas y periódicos. Durante sus muchos años de experiencia concluye en la importancia del equilibrio Mente-Cuerpo-Espíritu para lograr el estado de bienestar. Y a su difusión es a lo que a la fecha se dedica.

En esta ocasión la preocupación de la autora porque la gente esté informada la llevó a realizar esta guía. Comenta que la gente tiene que estar informada, hay demasiadas dudas, mitos, creencias, costumbres que aumentan el peligro. Y colabora de esta forma para aumentar el índice de supervivencia de la población.

En Cómo sobrevivir a estos tiempos de pandemia, guía práctica para el público en general, encontrarás muchas respuestas a tus dudas y herramientas para enfrentarte de mejor manera a la enfermedad.

Otros libros publicados de la autora:

DEBAJO DE UNA PIEDRA. La felicidad está donde menos lo imaginas. Una novela de autoayuda. Puedes adquirirlo en Amazon.com en la siguiente liga:

https://www.amazon.com/DEBAJO-UNA-PIEDRA-FELICIDAD-IMAGINAS-ebook/dp/B074WJ63PG/

www.ingramcontent.com/pod-product-compliance
Lightning Source LLC
Chambersburg PA
CBHW050250220526
45465CB00002B/619